CONTRIBUTION A L'ÉTUDE

DES

TUMEURS SOLIDES

DU BORD ALVÉOLAIRE

PAR

Arsène GŒURY,

Docteur en médecine de la Faculté de Paris.

PARIS

A. PARENT, IMPRIMEUR DE LA FACULTÉ DE MÉDECINE

29-31, RUE MONSIEUR-LE-PRINCE, 29-31

1880

CONTRIBUTION A L'ÉTUDE

DES

TUMEURS SOLIDES

DU BORD ALVEOLAIRE

PAR

Arsène GŒURY,

Docteur en médecine de la Faculté de Paris.

PARIS

A. PARENT, IMPRIMEUR DE LA FACULTÉ DE MEDECINE

29-31, RUE MONSIEUR-LE-PRINCE, 29-31

1880

A LA MEMOIRE DE MON PÈRE

A MA MÈRE

A MA SŒUR

A MA TANTE

SŒUR GONZAGUE MARCHAND

A MON ONCLE GŒURY

A MA TANTE DELAFORGE

A MON COUSIN A. DELAFORGE

A MES PARENTS

A MES AMIS

A M. LE DOCTEUR E. MAGITOT

Lauréat de l'Institut, de la Faculté et de l'Académie de médecine
Membre de la Société de chirurgie, etc.

A MON PRÉSIDENT DE THÈSE

M. LE PROFESSEUR BROCA

Sénateur inamovible.

A MES ANCIENS MAITRES

CONTRIBUTION A L'ETUDE

DES TUMEURS SOLIDES

DU BORD ALVÉOLAIRE

INTRODUCTION.

L'étude des tumeurs solides qui siègent au bord alvéolaire n'a pas encore été faite dans son ensemble, en
ces dernières années du moins. Aussi nous a-t-il sem-
blé qu'il ne serait pas inutile de présenter un travail
sur cette matière.

Après l'historique de notre sujet nous rechercherons
les causes de production et de développement de ces
tumeurs, questions sur lesquelles un grand jour s'est
fait dans ces dernières années. Nous parlerons dans un

autre chapitre de l'anatomie pathologique de ces tumeurs, et nous le ferons suivre de quelques observations que nous avons pu recueillir à ce sujet.

Que M. Magitot, qui nous a fourni le sujet de ce travail et nous a dirigé dans nos recherches, veuille bien recevoir ici nos remercîments les plus sincères pour l'obligeance avec laquelle il s'est mis à notre disposition chaque fois que nous avons eu besoin de ses notes et de ses conseils.

HISTORIQUE.

L'historique des tumeurs du bord alvéolaire se confond naturellement avec l'histoire des tumeurs en général et suit bien entendu toutes les péripéties par lesquelles celles-ci sont passées. Aussi une grande confusion règne-t-elle pendant des siècles sans que des essais de classification soient venus jeter une lueur dans ce chaos d'observations incomplètes et mal assises.

Ce fut Galien qui leur donna le nom sous lequel elles sont universellement désignées, *épulis* (επι· sur, ουλον, gencive). Ce nom générique, qui ne signifie rien autre chose qu'une production quelconque sur le bord gingival, est encore maintenant universellement adopté et c'est sous ce titre que les auteurs décrivent les tumeurs du bord alvéolaire.

Ambroise Paré en parle ; il décrit une variété d'épulis

qu'il cautérisa plusieurs fois ; son malade fut guéri. « Ce qui était en cause, dit-il, c'était une petite portion de l'os de l'alvéole où sont insérée les dents, qui était altérée et pourrie (1). »

Manget et Jourdain (2) en décrivent aussi plusieurs sortes. Le premier de ces auteurs désigne sous le nom de *scléro-sarcome* une tumeur assez grave qui se faisait remarquer par sa conformation charnue et dure ; le second sépare des véritables épulis le sarcome, les simples fongosités et le cancer.

Au commencement de ce siècle, si nous cherchons quelles sont les opinions courantes relatives au sujet qui nous occupe, nous n'apercevons aucune distinction qui mérite d'être rapportée. En effet, perdus en quelque sorte au milieu de l'extraordinaire variété de ces productions morbides, les observateurs de ces temps, désireux d'expliquer les points obscurs, admettent sans preuves des conclusions fort discutables. Une distinction clinique, peu précise, il est vrai, avait arrêté les esprits et les tumeurs avaient été divisées en bénignes et en malignes.

Laennec, s'inspirant des idées de Bichat, divise les tissus accidentels en deux classes : 1° ceux qui ont des analogues dans les tissus naturels de l'économie ; 2° ceux qui n'ont pas d'analogues dans les tissus normaux. Laennec admet donc autant d'espèces de tumeurs analogues ou homologues qu'il y a de sortes de tissus ;

(1) Ambroise Paré. Edit. Malgaigne. III, p. 381.
(2) Manget. Bibliothèque chirurg., t. IV, liv. xvi. — V. aussi Jourdain. Traité des maladies chirurg. de la bouche. Paris, 1778.

et il ajoute : « On peut dire que tous les tissus qui à l'état sain composent le corps humain, si on en excepte cependant le parenchyme de quelques viscères, peuvent être reproduits par suite d'un état morbifique. »

Pour Broussais, toutes les tumeurs sont des productions de nature inflammatoire se confondant dans une même origine, et sont le résultat de l'irritation organique ; théorie qui dura bien peu et qui, en 1835, refit place à celle de Laennec.

En Angleterre, les recherches de John Burns et de Heide Leeds se heurtent contre le cancer hématode et conduisirent les chirurgiens à créer un groupe, le fongus hématode comprenant à la fois l'encéphaloïde hématode et les tumeurs purement sanguines.

En 1804, Abernethy (1) publie un ouvrage intitulé : « Essai de classification des tumeurs d'après leur structure anatomique. » Après avoir éliminé les hypertrophies pures et simples, il divise les tumeurs en 1° sarcomes, dont il décrit huit espèces ; 2° tumeurs enkystées, comprenant les loupes, les kystes pileux, les kystes tendineux, etc.; 3° tumeurs osseuses, où sont renfermées les productions véritablement osseuses, et celles qui sont formées par des dépôts calcaires amorphes.

En 1826, à la chute de l'école de Broussais, Cruveilhier fonda la Société anatomique, et dans son discours d'inauguration, il signale la question des tumeurs comme devant attirer spécialement l'attention. Les idées de Laënnec avaient repris cours ; mais com-

____

(1) On attempt to form a classific. of tumours. London, 1804.

ment concilier l'énorme différence qui existe au point
de vue anatomique entre le squirrhe et l'encéphaloïde,
avec l'identité de la maladie qui produit ces lésions ? Ce
fut à ce moment que Cruveilhier découvrit le suc cancéreux, liquide lactescent plus ou moins opaque, plus
ou moins épais, répandu dans la plupart des tumeurs
cancéreuses et dans celles-là seulement. « Il ne paraît,
dit-il, y avoir d'autre différence entre le squirrhe ou
cancer dur, et l'encéphaloïde, ou cancer mou, que dans
la quantité du suc lactescent qu'ils contiennent, et
dans la rapidité avec laquelle il est déposé »(1). Cruveilhier va donc classer les tumeurs, non d'après leur
tissu, mais d'après les élément qu'ils renferment.

Immédiatement il se heurte à des obstacles qui furent pour lui insurmontables. On confondait alors certaines tumeurs glandulaires ne renfermant pas de suc
avec l'encéphaloïde ; puis dans la mélanose cancéreuse
le suc était noir, et dans certains colloïdes, il n'y avait
pas de suc véritable ; de sorte que Cruveilhier méconnut
l'importance de sa découverte.

Après Cruveilhier, ou plutôt en même temps que lui,
Velpeau, sans être aussi absolu que Laënnec, à propos
de la théorie de la dégénérescence des tumeurs, dit
qu'elle est fort rare du moins, et tombe d'accord sur ce
point avec A. Cooper, en Angleterre.

Cette digression dans l'histoire générale des tumeurs
ne nous a point paru inutile ici ; en effet, on ne devra
plus s'étonner quand nous dirons qu'en ce moment

(1) Cruveilhier. Société anatomique, 1827.

toutes les tumeurs du bord alvéolaire étaient confondues sous les noms d'anévrysmes et de spina ventosa ou de cancer. C'est, en effet, sous ces noms qu'elles sont décrites par Lassus, Pott, Béclard, Boyer. Dupuytren les étudie mieux. Dans ses leçons orales (1837), à propos des affections des os qui peuvent nécessiter l'amputation ou la résection, il cite le fongus hématode ; le cancer qui, des parties molles, s'étend jusqu'aux os ; et l'ostéo-sarcome. Celui-ci peut se présenter sous deux formes : dans l'une, la maladie consiste en fongosités cancéreuses, rouges, saignantes, qui s'élèvent de la substance de l'os dans lequel la maladie est souvent superficielle, c'est-à-dire qu'elle n'en affecte que le bord alvéolaire. Dans l'autre forme, la maladie commence par le centre de l'os qui se carnifie et se gonfle dans toute son épaisseur ; les dents sont ébranlées et déviées, et cependant il est important de remarquer que ces tumeurs, du moins beaucoup d'entre elles, ne passent que très tard à l'état cancéreux.

Forget (1) en décrit plusieurs espèces qu'il nomme tumeurs fongeuses sanguines, et kystes fongueux sanguins.

Vidal de Cassis signale une variété de tumeurs qu'il nomme dégénérescence vasculaire. « Elles s'observent sous forme de tumeurs fongeuses, érectiles. On les remarque dans la portion de la mâchoire qui correspond à l'arcade alvéolaire. Ce sont les enfants et les adolescents qui en offrent le plus d'exemples. »

(1) Thèse de Paris, 1840.

Mais à cette époque l'histoire de ces tumeurs entre dans une nouvelle voie, grâce à l'application du microscope à l'étude des tissus pathologiques.

Deux noms la signalent : Lebert en France, Müller en Allemagne.

Grâce à la théorie cellulaire qui vient de se faire jour en Allemagne, Müller cherche à démontrer que les tumeurs ne sont formées que par des éléments normaux plus ou moins déviés de leur forme primitive.

Lebert (1) suit la théorie de Laënnec. A propos des sarcomes il en décrit de deux sortes. Les uns aussi mous que les cancers mais sans suc, les autres ayant la consistance de la chair musculaire ou du poumon carnifié. Ceux-ci ont pour siège favori le tissu fibreux ou osseux et siègent surtout à la mâchoire supérieure.

Puis il rapporte une observation de sarcome du maxillaire supérieur ayant commencé à la partie antérieure et n'ayant altéré que superficiellement la structure de l'os auquel il était très adhérent.

Après cette observation en vient une autre dans laquelle le siège de la tumeur est beaucoup mieux désigné ; il s'agit d'une tumeur fibroplastique du bord alvéolaire, situé au devant des dents incisives. Cette tumeur, très adhérente au périoste, envoyait des prolongements dans toute la longueur de l'os, et nécessita trois opérations. Bérard, qui avait opéré le malade, l'avait prise pour une tumeur érectile. Quant au point de départ de ces tumeurs, il le place dans le périoste ; nous verrons plus tard ce qu'il faut en penser.

(1) Lebert. Physiologie pathologique, t. II. Paris, 1845.

Lebert, comme on le voit, range ces tumeurs parmi les tumeurs fibro-plastiques, car, il y avait découvert un élément qu'il n'avait rencontré nulle part, et qu'il désigne sous le nom de cellules-mères. Cependant, dans l'étude de ces tumeurs, il avait été frappé par trois choses, leur siège de prédilection à la mâchoire supérieure, leur bénignité et leur tendance à récidiver sur place.

Ce ne fut que plus tard (1849), quand Robin (1) décrivit la moelle des os, que l'on fut frappé de l'analogie qui existe entre les cellules-mères décrites par Lebert. et les myéloplaxes qui existent abondamment dans la moelle fœtale, et qui sont beaucoup plus rares dans la moelle adulte.

A partir de ce moment, il parut tant en France qu'à l'étranger quantité de travaux sur cette matière. On décrivit dans ces régions des tumeurs de toute nature, tumeurs développées primitivement ou secondairement. En France, après le nom de Robin, il faut citer ceux de Verneuil, Follin, Broca, Magitot (2) qui, les uns dans des mémoires ou des communications aux sociétés savantes, les autres dans des traités spéciaux décrivent et classent toutes ces tumeurs. Cornil et Ranvier, dans leur histologie pathologique en parlent longuement.

E. (3) Nélaton en fait une très bonne description dans sa

(1) Sur l'existence de deux espèces nouvelles d'éléments anatomiques qui se trouvent dans le canal médullaire des os. In comptes-rendus de la Société de biologie, 20 oct. 1849, p. 150.

(2) Broca. Traité des tumeurs. — Follin et Duplay. Pathologie externe.—Magitot. Mémoire sur les tumeurs du périoste dentaire, 1860.

(3) D'une nouvelle espèce de tumeurs bénignes des os ou tumeurs à myéloplaxes. Thèse de Paris, 1860.

thèse inaugurale, et depuis cette époque il ne se passe pour ainsi dire pas d'années où l'on ne retrouve dans le recueil des thèses des faits qui, de près ou de loin, se rapportent au sujet que nous étudions.

Nous nous bornerons à citer ici les noms de quelques auteurs étrangers dont il sera question à plusieurs reprises dans ce travail. En Allemagne, après Müller (1), ce sont Gluge (2) et Virchow (3) Rokitansky (4). En Angleterre Gray (5) et James Paget (6).

ETIOLOGIE.

L'étiologie des tumeurs du bord alvéolaire, d'après les classiques les plus récents (Duplay, Terrier), est à peu près inconnue, et les causes qui sont invoquées sont les suivantes :

La première que l'on a signalée est l'irritation fréquente qui a pour cause soit les périostites alvéolodentaires, soit les gingivites, soit la carie dentaire. Ces causes ont été mises en doute par Shaughnessy, auteur

(1) Müller. Ueber den feineren Bau und die formen der krankhafen Geschwülste. Berlin, 1838.

(2) Gluge. Anaiomisch Untersuchungen.

(3) Virchow. Pathologie des tumeurs, trad. Aronsohn, 1867.

(4) Rokitansky. Lehrbuch der path. Anatomie. Wien, 1855.

(5) Gray. On myeloid and myelocstic tumours. — Lancet, 1856, t. I, p. 287; trad. par Peter.

(6) Paget. Myeloid tumours, in lectures on surgical pathologie, t. II.

d'un ouvrage important sur les maladies de l'appareil dentaire. « Cet auteur nie les rapports que l'on a voulu établir entre les tumeurs des mâchoires et les troubles dont l'appareil dentaire est le siège. Il fait remarquer que le bon état des dents des habitants de l'Inde est remarquable, et que cependant les productions morbides des maxillaires sont chez eux aussi frequentes et de même nature que chez nous. On ne saurait nier pourtant que, pour les fibromes du moins, leur fréquence incomparablement plus grande aux mâchoires qu'en tout autre point du corps ne parle en faveur d'une origine dentaire (1). »

On a signalé aussi l'influence des traumatismes, coups, chutes, refroidissements prolongés portant sur cette région, et qui seraient alors la cause occasionnelle de la production néoplasique.

Cette idée, que nous avons entendue signaler souvent par M. le professeur Verneuil, dans ses leçons orales à propos de l'étiologie des tumeurs, a été signalée aussi par bon nombre d'auteurs (Broca, Magitot, etc.)

Comment agit le traumatisme ? Serait-ce, comme les anciens chirurgiens le prétendaient, un épanchement sanguin qui, ne se résorbant pas, occasionnerait la prolifération de quelques éléments anatomiques aux dépens de ce tissu ? La question est bien difficile à résoudre.

Quoi qu'il en soit, il faut bien certainement admettre que chez les malades qui accusent un traumatisme

(1) F. Guyon. Article Maxillaire-Pathologie, in. dictionn. encyclop. p. 459.

comme point de départ de leur affection, il y a quelque chose d'inconnu qui a favorisé la naissance et l'évolution du produit morbide.

Quelquefois, on voit encore ces tumeurs se produire à la suite de l'avulsion d'une dent, et nous rangerons encore dans cette classe de traumatismes la fracture d'une légère portion du rebord osseux alvéolaire produite par l'extraction maladroite d'une dent, ainsi qu'une racine laissée dans l'alvéole et y produisant l'effet d'un corps étranger.

Une autre cause qui est physiologique, et que nous trouvons mentionnée comme se rattachant à l'origine de ces tumeurs, c'est l'éruption difficile des dernières molaires et des dents de sagesse. Les congestions périodiques qui sont liées à leur apparition ont certainement une grande importance et sont à prendre en sérieuse considération. Cette origine nous paraît d'autant plus probable dans de bon nombre de cas, qu'elle coïncide avec l'âge ou apparaissent ces tumeurs.

Tous les auteurs sont unanimes pour dire que c'est dans le jeune âge principalement qu'on les rencontre, et, dans les observations que nous avons pu lire à ce sujet, nous les avons presque toujours vues se développer pendant l'adolescence.

Quant à l'influence de l'hérédité, elle est essentiellement liée à la question des diathèses, et nous nous proposons d'y revenir dans un instant.

PATHOGENIE.

Toutes les circonstances que nous venons d'indiquer influent souvent sur la production des tumeurs; mais parfois aussi, force est d'avouer qu'elles sont essentiellement primitives et ne peuvent être rattachées à aucune d'elles.

En effet, ne voit-on pas tous les jours de violents traumatismes de toutes sortes agir sur cette région sans que, pour cela, il s'ensuive l'apparition d'aucune tumeur ? La gingivite, la périostite, les lésions dentaires, et toutes les causes indiquées plus haut ne sont pas non plus suffisantes, car leur fréquence incomparablement plus grande, si on a égard à la rareté relative de ces tumeurs, suffit pour faire révoquer en doute leur influence prépondérante.

On est donc bien obligé d'admettre, qu'ici comme ailleurs, il existe une autre cause qui domine toutes celles que nous venons d'énoncer, nous voulons parler des diathèses (Broca), qui constituent une disposition locale suivant les uns (Weber, Virchow), suivant les autres (Broca, Billroth), une prédisposition générale du sujet à produire des néoplasmes.

M. le professeur Verneuil prétend que cette diathèse est non pas primitive, mais secondaire. Dans la thèse d'un de ses élèves, le Dr Namin, nous trouvons les lignes suivantes écrites sous la parole du professeur : « Les tumeurs ne se développent que chez les gens

prédisposés, et j'ai appelé cette prédisposition la diathèse néoplasique. Je n'en fais pas une diathèse pri-
maire, mais une diathèse secondaire dépendante de
l'arthritis (1). » Et comme démonstration évidente de
cette relation, l'auteur de ce travail rapporte 43 observations de néoplasmes de toute nature, 42 fois l'as-
thritis s'était manifesté d'une façon évidente.

De pareils faits sont trop probants pour qu'il puisse
subsister des doutes ; aussi, sans nous arrêter plus
longtemps à cette question des diathèses aujourd'hui
admise par tous les auteurs, nous allons tâcher d'expliquer la pathogénie de ces tumeurs.

Si nous nous reportons à la constitution intime des
tissus qui composent le bord alvéolaire sans nous arrêter aux dents, car notre intention n'est pas de parler
ici des odontomes, question qui a été complètement
élucidée par M. le professeur Broca dans son traité des
tumeurs, nous trouvons les éléments suivants :

En allant de l'extérieur vers les parties profondes,
nous avons d'abord une couche fibro-muqueuse dont la
face libre est recouverte de papilles supportant un épithélium pavimenteux ; la trame de cette fibro-muqueuse
est essentiellement formée par un tissu conjonctif, très
serré et très résistant, et se confond par sa partie profonde avec le périoste qui envoie dans l'alvéole un
prolongement tapissant complètement sa cavité (périoste
alvéolo-dentaire).

Au-dessous se trouve le rebord osseux alvéolaire,

____

(1) Namin. Thèse. Paris, 1879, p. 53.

Gœury.

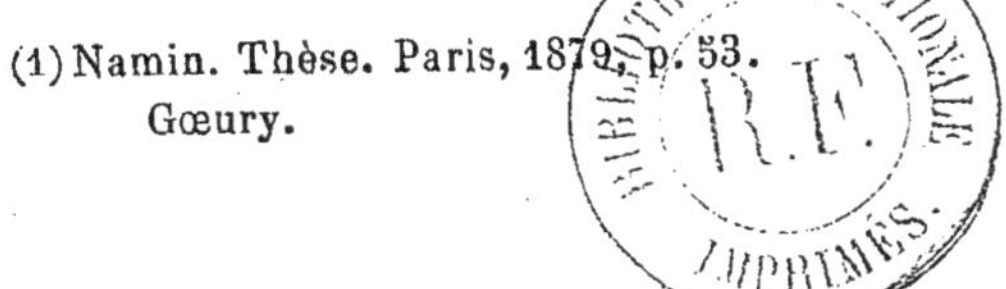

2

creusé de cavités pour recevoir les racines des dents,
et formé par un tissu osseux à mailles larges, qui lui
donnent l'aspect et la friabilité du tissu spongieux.

Dans les mailles de ce tissu osseux se trouvent des
éléments anatomiques qui méritent d'attirer toute notre
attention, parce qu'ils sont fréquemment le point de départ de tumeurs; ce sont les myéloplaxes et les médullocelles, éléments constitutifs de la moelle osseuse.

Enfin, pour être complet, citons encore un autre élément qui se trouve en très minime quantité dans
l'épaisseur de la muqueuse, et avec lequel nous aurons
peu à compter, ce sont les cytoblastions.

On comprendra facilement que chacun de ces éléments
anatomiques, s'il vient à se multiplier d'une façon in-
solite, amène la production d'une tumeur de même
nature que lui, et que, si plusieurs éléments prennent
part à la formation du néoplasme, on y trouvera, au
point de vue histologique, la nature des éléments qui
lui auront donné naissance. C'est-à-dire qu'en prenant,
par exemple, le périoste pour point de départ, on assis-
tera d'abord à la production d'éléments jeunes ou éléments embryonnaires qui tendront à s'organiser de plus
en plus, pour arriver à la production du tissu fibreux,
conformément à cette loi exposée par Cornil et Ranvier:
« Toutes les fois que l'irritation artificielle ou pathologique a déterminé une végétation d'éléments embryonnaires, si cette cause d'irritation est enlevée, le tissu
embryonnaire nouveau a toujours de la tendance à revenir à la forme primitive du tissu qui lui a servi de

matrice » (1), et cette autre. « Quelle que soit la provenance du tissu embryonnaire, il a toujours de la tendance à reproduire le tissu de la région où il siège. (2) »

Nous avons pris pour exemple le périoste, nous aurions pu prendre pour exemple tout autre tissu, car cette loi de néoformation est la même pour tous les éléments anatomiques qui constituent le rebord alvéolaire.

Si la production du tissu embryonnaire est trop rapide pour lui laisser le temps de s'organiser complètement, nous aurons affaire à une classe de tumeurs caractérisée par la présence dans leur sein d'une grande quantité de l'élément jeune qui, çà et là, où la multiplication ne sera pas trop active, pourra, en vertu de la loi indiquée plus haut, s'organiser de manière à amener le mélange d'éléments plus ou moins parfaits avec l'élément embryonnaire.

Cette manière de voir avait paru commode, mais il était un cas difficile à expliquer ainsi, et pour ne pas dire impossible ; c'était le cas dans lequel un épithélioma avait manifestement pris naissance dans la portion osseuse du bord alvéolaire.

Thiersh prétendait que tout épithélium naît d'un épithélium, mais devant les difficultés insurmontables que l'on rencontre, pour expliquer la production des tumeurs épithéliales dans des endroits où l'épithélium n'existe pas normalement, on en était venu à admettre que ce tissu naît du tissu embryonnaire, quoique ce développement n'eût pas été observé.

(1) Cornil et Ranvier. Histologie pathologique, t. I, p. 101.
(2) Cornil et Ranvier. Histologie pathologique, t. I, p. 102.

La question en était restée là. En 1873, MM. Magitot et Legros publièrent leurs savantes recherches sur la genèse et le développement du follicule dentaire (1). Ces auteurs établissent d'une façon incontestable que chaque follicule dentaire prend naissance de la couche des cellules épithéliales tapissant la partie arrondie et saillante qui répond à la cavité buccale, et qui constituera plus tard le bord alvéolaire. Ce bourgeon, nommé bourgeon épithélial, pénètre dans le tissu embryonnaire qui formera plus tard l'os maxillaire, grossit, toujours rattaché à l'épithélium buccal par un cordon de même nature. A un moment donné, le follicule s'isole, et immédiatement, tant de la lame épithéliale que du follicule et du cordon, partent des travées épithéliales qui se dirigent et se croisent en tous sens dans le tissu embryonnaire, sous forme de cylindres plus ou moins réguliers ; quelques-uns s'isolent par leur pédicule, et il reste des globes épidermiques. C'est alors que survient l'ossification, et tout cet épithélium subit la transformation graisseuse, état sous lequel il est résorbé dans un espace de temps variable.

Partant de cette idée que quelques-uns de ces globes épidermiques pouvaient ne pas être compris dans ce travail de résorption, M. le professeur Verneuil, quelque temps après, édifia une théorie beaucoup plus rationnelle que celle que nous avons signalée pour expliquer la genèse de l'épithélium dans le corps même de l'arcade osseuse alvéolaire.

(1) Magitot et Legros. Origine et formation du follicule dentaire, in Journal de l'anatomie et de la physiologie, 1873.

Se basant, d'une part, sur la tendance qu'a le tissu embryonnaire à reproduire la forme primitive du tissu qui lui a servi de matrice, et sur la présence physiologique de globes épithéliaux dans le corps même de l'os, il décrivit, en expliquant sa production, une forme particulière d'épithélioma des mâchoires qu'il désigna sous le nom d'épithélioma térébrant.

En partant toujours du même fait, savoir : la présence de l'épithélium dans le corps même de l'os, M. Magitot, par la suite, expliqua de la même façon la genèse au sein des os maxillaires, de ces kystes à loges si nombreuses tapissées par une lame épithéliale, que l'on rencontre dans le corps même de l'os (1); mais comme il est hors de notre cadre de nous étendre sur ces faits, nous ne nous y arrêterons pas.

Il est encore une autre sorte de tumeurs que, pour être complet, nous devons signaler, bien qu'elles soient très rares. Nous voulons parler de la pathogénie de ces tumeurs congénitales décrites sous le nom de *polygnathes*. Comme leur pathogénie est liée essentiellement à un vice de conformation ou de développement des maxillaires pendant la vie intra-utérine, et se rattache à l'étude de la tératologie, nous n'entrerons dans aucun détail, nous bornant à renvoyer au travail que M. Magitot a fait paraître à ce sujet (2).

---

(1) Voir Bulletins de la Société de chirurgie, 1878, p. 440 et suiv.
(2) V. Magitot. Etudes tératologiques. De la polygnathie chez l'homme. Paris, 1875.

ANATOMIE PATHOLOGIQUE

Nous connaissons la constitution du bord alvéolaire, nous avons exposé aussi les causes qui président à la formation des néoplasmes de cette région ; nous allons maintenant étudier les particularités que présente leur développement.

Avant de commencer l'étude des tumeurs proprement dites, signalons l'hypertrophie congénitale des gencives qui peuvent se développer d'une façon extraordinaire, et qui est caractérisée par une multiplication considérable de papilles, ainsi que Heath (1) et Watermann (2) en ont rapporté des exemples. Cette affection peut occuper seulement la muqueuse ou se généraliser à toutes les parties qui constituent l'arcade alvéolaire ; mais comme elle est très rare, nous n'en parlerons pas davantage.

Nous ne ferons que mentionner les polypes fongueux qui se développent aux dépens de la muqueuse ou de la pulpe dentaire. Il en sera de même pour les lipomes, qui n'ont rien de particulier dans cette région.

FIBROMES.

Nous arrivons maintenant aux fibromes. Ils siègent

(1) Injuries and diseases of the jaws, p. 189.
(2) Boston médical, avril 1869.

le plus ordinairement au maxillaire inférieur. Leur point d'origine réel a été très discuté. On les a fait naître successivement du périoste, du périoste alvéolo-dentaire, du tissu conjonctif contenu dans les canaux de Havers et de celui qui soutient les élements de la moelle osseuse. D'après tous ces auteurs, ces tumeurs seraient le résultat d'une hyperplasie du tissu conjonctif ; ces points de départ divers sont difficiles à verifier.

A l'exemple de James Paget, nous leur indiquerons deux sièges anatomiques : l'un dans l'épaisseur même de l'os, l'autre entre le périoste et l'os.

Les fibromes développés dans le sein même de l'os se font assez rapidement jour sur l'arcade en l'amincissant progressivement et viennent souvent faire saillie entre deux dents qu'ils dévient et débordent. Ils sont parfois moins limités et occupent une assez grande portion du bord alvéolaire ; en même temps ils s'étendent du côté de l'os et peuvent l'envahir dans une assez grande étendue. On en a décrit de deux sortes : la forme enkystée et la forme infiltrée, distinction importante surtout au point de vue du traitement.

Les fibromes sous-périostiques sont plus rares ; leur volume est moindre, et ce n'est que consécutivement qu'ils contractent des adhérences avec l'os.

Ceux qui se développent aux dépens du périoste alvéolo-dentaire peuvent se creuser une cavité dans la racine de la dent ou s'étendre en surface autour de la racine ; la dent est soulevée et chassée hors de son alvéole. Ils sont toujours très petits et très adhérents à la dent, de sorte qu'on a pu les entraîner avec la dent qui les supportait.

La structure de ces tumeurs est toujours la même ; elles sont formées de faisceaux de tissu fibreux plus ou moins serrés, entre-croisés dans divers sens, et assez régulièrement groupés. Elles contiennent quelques vaisseaux généralement peu abondants. Elles s'infiltrent aussi parfois de sels calcaires et parfois, dans leur intérieur, on rencontre de véritables aiguilles osseuses. Enfin elles contiennent quelquefois des kystes remplis de sérosité simple ou même de sérosité sanguinolente. Il est hors de doute que quelques-unes ont pu se transformer en tumeurs fibro-plastiques.

On peut dire que ces tumeurs tendent toujours à s'accroître ; elles peuvent même devenir énormes, comme le prouvent les beaux spécimens conservés au musée Hunter à Londres (n°' 1027 à 1031).

CHONDROMES.

Ces tumeurs, qui sont très rares, prennent naissance tantôt dans l'épaisseur de l'arcade osseuse (enchondromes), tantôt entre le périoste et l'os (perichondromes). Il est très difficile de faire le diagostic exact de ces deux formes si l'on n'assiste pas au début de l'affection ; car l'os est si mince qu'il est rapidement traversé, et les deux formes se confondent. Le périchondrome envahit rapidement la couche profonde de l'os avec lequel il est en contact. Sa surface est inégale et mamelonnée ; il a aussi plus de tendance que l'enchodrome à envahir les tissus voisins.

Les cas où la tumeur a pris naissance dans l'arcade sont rares ; le plus souvent la tumeur a pris naissance dans le sinus et l'a envahie consécutivement.

Ces tumeurs sont constituées par du tissu cartilagineux qui n'est presque jamais pur, mais généralement mélangé à du tissu fibreux. Elles contiennent aussi parfois des éléments embryonnaires en proportions variables, d'où le nom de chondro-sarcomes qu'on leur a donné. Dans ce cas, quand elles sont volumineuses, il n'est pas rare de les voir se creuser des cavités kystiques. Enfin elles subissent souvent dans certains points la transformation calcaire ou osseuse, mais jamais cette transformation ne s'étend à la totalité de la tumeur.

OSTÉOMES.

Les ostéomes du bord alvéolaire sont rares, si l'on en excepte les odontomes. Ces tumeurs sont généralement sous-périostiques et rentrent si l'on veut, sauf un cas, dans le groupe des hyperostoses. Ce cas est celui où la tumeur s'est développée au niveau de la dent de sagesse et peut être rapportée, vu l'âge et le lieu où on les a observées, à la congestion qui accompagne la formation et le développement de cette dent.

Les autres, que nous appellerons hyperostoses, siègent au bord libre de la mâchoire, et ce n'est qu'à une
période assez avancée de leur développement que l'on
peut, à proprement parler, les ranger parmi les tumeurs. Parfois c'est la racine d'une dent saine ou altérée qui se recouvre d'une couche osseuse de formation
nouvelle ; parfois c'est l'alvéole qui se remplit d'une
couche osseuse qui tend à combler sa cavité, en vertu
d'un phénomène analogue à celui qui comble la cavité
alvéolaire après l'extraction d'une dent. Mais on peut
observer ce processus dans le cas où la dent est encore
dans l'alvéole.

Nous avons pu voir dans la collection de M. Magitot
deux pièces fort intéressantes et sur la nature des-
quelles il n'est pas lui-même fixé (1).

Dans la première, la tumeur osseuse siégeait à la partie interne du maxillaire inférieur du côté gauche,
avait son point de départ autour de la première petite
molaire restée incluse, et de là s'est étendue en s'unis-
sant à l'os jusqu'au niveau de l'angle de la mâchoire.

Dans l'autre cas, la tumeur siège aussi à la partie
interne du maxillaire inférieur du côté gauche ; elle
occupe la portion du bord alvéolaire qui correspond à
la dent de sagesse, descend jusqu'à l'angle de la mâchoire, ayant en partie détruit les insertions du ptéry-

(1) Aucune observation suffisamment complète n'accompagnait les
pièces qui ont été adressées à M. Magitot par un chirurgien de province. On trouvera la reproduction et la description détaillée de la première dans l'ouvrage de M. Magitot : Traité des anomalies du système
dentaire, in-4°. Paris, 1877, pl. IX, fig. v.

goïdien interne et remonte le long de la branche ascendante du maxillaire jusqu'au niveau du col du condyle. La présence de cette tumeur qui a une épaisseur de plus d'un centimètre a amené un travail de résorption de la face externe de l'os, qui est très rugueuse. Sur cette surface se voit une rainure qui bientôt se change en un canal assez large qui donnait sans doute passage aux vaisseaux qui nourrissaient cette tumeur. Au niveau du col, le travail de résorption a été assez intense pour amener sa destruction totale.

Les tumeurs osseuses sont caractérisées histologiquement par des corpuscules osseux avec des canaux de Havers tels qu'on les rencontre dans le tissu osseux normal.

TUMEURS MYÉLOIDES.

Nous faisons une classe spéciale pour ces tumeurs, bien que plusieurs auteurs les rangent parmi les sarcomes. Nous croyons en effet que les éléments qui les constituent sont assez nettement déterminés pour qu'on les en sépare.

D'ailleurs les auteurs qui les ont rangées dans ce groupe les ont presque toujours classées dans une catégorie spéciale. Sarcome myéloïde (Cornil et Ranvier). Sarcome giganto-cellulaire (Virchow).

Nous allons résumer, d'après Eug. Nélaton (1), les

(1) E. Nélaton. Loco citato.

caractères de ces tumeurs qui sont, de toutes celles qui siègent au bord alvéolaire, les plus importantes, si l'on a égard à leur fréquence.

Conformation extérieure. — La coloration de ces tumeurs est rouge brun, leur consistance variable, suivant leur état de crudité ou de ramollissement ; leur tissu est élastique et résistant ; quelquefois il est très ferme, ordinairement friable ; le plus souvent on y rencontre des aiguilles osseuses.

A l'état de ramollissement, la tumeur n'a plus de cohésion et se laisse facilement écraser, parfois même elle peut s'écouler de la cavité qui la renferme.

Leur point d'origine est généralement tout près des dents, « c'est-à-dire à la surface ou dans l'épaisseur de cette série de festons osseux à structure finement spongieuse qui forment les parois des alvéoles et constituent par leur ensemble les arcades alvéolaires. Souvent aussi elles débutent au centre même de l'os. Dans ce dernier cas, la partie qui leur donne naissance est représentée presque toujours au maxillaire inférieur par la gangue osseuse qui entoure le canal dentaire dans tout son trajet et au maxillaire supérieur par cette masse de tissu spongieux, atteignant à peine les dimensions d'un gros pois qui existe constamment auprès des racines de la canine et de la deuxième incisive » E. Nélaton.

Dans un cas, la tumeur s'est développée dans l'alvéole même de la dent et elle était tellement adhérente à la racine qu'elle a pu être extraite avec elle.

Enfin elles peuvent naître entre l'os et le périosle et former des tumeurs recouvertes par celui-ci.

La forme de ces tumeurs varie suivant les obstacles qu'elles rencontrent. Au centre même de l'os elles sont ovoïdes; quand elles sont sous-périostiques, elles s'accommodent à la forme et à la disposition des parties voisines. Leur surface extérieure est lisse et régulière, leur base large et diffuse; jamais elles ne sont pédiculées.

Leur volume varie depuis celui d'une lentille ou d'un pois jusqu'au volume d'un œuf de pigeon. On peut dire qu'en général elles tendent toujours à s'accroître. Elles deviennent alors sous-périostiques, car l'os est si mince qu'il est bientôt traversé.

Conformation intérieure. — Les tumeurs sous-périostiques se présentent sous forme d'une masse aplatie ou globuleuse d'épaisseur variable. Elles adhèrent à l'os par de petits filaments fibro-vasculaires et sont recouvertes par une lamelle cellulo-fibreuse qui est la continuation du périoste voisin.

La surface osseuse sur laquelle elles reposent est ordinairement rugueuse et légèrement déprimée; souvent il y a une érosion de la lame compacte ou une excavation anfractueuse qui fait communiquer la tumeur avec la substance spongieuse de l'os.

Les tumeurs intra-osseuses peuvent être réunies en une seule masse ou bien le tissu morbide peut être épars dans une foule de loges osseuses formées par les aréoles agrandies et dilatées. De là deux formes : la orme circonscrite ou enkystée et la forme infiltrée.

Dans la forme enkystée la coque osseuse est complète quand la tumeur est petite ; mais bientôt, par suite d'une distension excessive, il arrive que l'os est érodé et que la tumeur est contenue dans une loge en partie osseuse et en partie fibreuse, la partie fibreuse étant formée par le périoste épaissi et distendu. La loge osseuse qui contient le produit morbide peut être régulière ou creusée de cavités anfractueuses, d'où deux variétés : la forme enkystée énucléable et la forme enkystée non énucléable.

La forme infiltrée est caractérisée par le développement simultané dans un grand nombre d'aréoles osseuses du produit morbide. Aussi, dans ces cas, la lésion est-elle moins limitée. L'os n'a subi, il est vrai, apparemment du moins, aucune perte de substance ; ses aréoles sont simplement dilatées. Plus tard cependant il peut arriver, quand, par suite de la résorption progressive des cloisons osseuses, le tissu myéloplaxique est venu se mettre partout en contact avec lui-même, que l'on retombe dans le cas précédent, savoir : la forme enkystée qui, au lieu d'être primitive comme tout à l'heure, est ici secondaire.

Il n'existe qu'un cas de tumeurs à myéloplaxes développées aux dépens du périoste dentaire : c'est celui qui a été publié par M. Magitot (1) ; la tumeur s'est développée entre les racines mêmes de la dent. On n'a pas observé à sa suite de lésions sérieuses de la paroi alvéolaire, car les douleurs étaient telles que la femme qui

(1) Mémoire sur les tumeurs du périoste dentaire.

portait cette tumeur demanda l'avulsion avant qu'il se fût produit de grands désordres. La tumeur était tellement adhérente à la dent qu'elle fut extraite avec celle-ci.

Ces tumeurs, quel que soit leur point de départ, tendent toujours à augmenter de volume. Si elles sont intra-osseuses, elles deviennent rapidement sous-périostiques et comme le périoste peut se distendre indéfiniment, il leur forme toujours une paroi solide.

Dans certains cas on les a vues se creuser une cavité dans la racine d'une dent dont elles avaient amené la résorption partielle.

Quand elles ont acquis un certain volume, elles peuvent subir certaines transformations : leur tissu peut en certains points se ramollir et se creuser des cavités kystiques contenant soit du sang, liquide ou coagulé, soit de la sérosité plus ou moins sanguinolente.

Ces tumeurs sont essentiellement constituées par l'élément myéloplaxe beaucoup plus gros et contenant toujours plus de noyaux qu'à l'état normal. Ce tissu s'y trouve en effet dans les proportions de 2/3 à 3/4 au moins de la masse totale (Nélaton); aussi y trouve-t-on souvent des mouchetures, plaques ou traînées irrégulières d'une coloration différente et qui sont dues à une accumulation d'éléments fibreux, fibro-plastiques, cartilagineux, graisseux, ou bien à des médullocelles. Ces éléments qui, au premier abord, devraient faire réserver le pronostic, doivent être négligés quand ils sont peu abondants. C'est sur ces caractères variables des éléments que Nélaton se fonde pour décrire trois variétés de tumeurs à myéloplaxes : la variété franche constituée par un tissu myéloplaxique à peu près pur ; la variété fibroïde dans laquelle l'élément fibreux est plus abondant ; et la variété graisseuse dans laquelle prédominent les cellules graisseuses.

Il n'est pas rare non plus de retrouver dans ces tumeurs des débris osseux de forme variable venant de la résorption incomplète du tissu osseux dans lequel s'est développée la tumeur. Il peut même arriver qu'elle soit soutenue par une trame osseuse excessivement fine provenant d'un tissu osseux de nouvelle formation.

Enfin, ces tumeurs sont parcourues par de nombreux vaisseaux sanguins, ce qui explique les hémorrhagies si abondantes que l'on observe lors de leur ablation.

Disons aussi que les caractères apparents que nous avons décrits de ces tumeurs ne sont pas toujours infaillibles, et que l'examen microscopique seul peut démontrer leur véritable nature.

TUMEURS FIBRO-PLASTIQUES.

Les tumeurs fibro-plastiques du bord alvéolaire, si on ne range pas dans cette classe les tumeurs myéloïdes, ne sont pas très fréquentes. Elles peuvent prendre naissance aux dépens du périoste ou entre le périoste et l'os. Elles sont constituées par une tumeur élastique résistante et généralement arrondie, qui siège tantôt à la face interne, tantôt à la face externe de l'os, tumeur qui a sans cesse de la tendance à s'accroître et à envahir les tissus voisins; aussi l'os est-il bientôt atteint, érodé plus ou moins régulièrement et dans une profondeur variable. Dans quelques cas, la lame compacte de l'os a pu rester complètement intacte.

Celles qui se sont développées dans l'alvéole occupent une grande partie de l'étendue du périoste alvéolo-dentaire et siègent ordinairement dans l'intervalle des racines des dents, ou bien se développent entre elles et le bord osseux alvéolaire. Parfois elles se creusent dans le tissu osseux une loge destinée à les recevoir. Leur adhérence à la surface dentaire est très forte, car elles ont pu être extraites avec la dent qui les supportait. Leur volume ne dépasse guère celui d'une fève ou d'une noisette. Enfin elles ont toujours leur siège sur les molaires ou les dents de sagesse.

Elles ont pu se développer aussi dans l'intérieur même de l'os. Dans ce cas elles proviennent des éléments conjonctifs normaux de la moelle ou du tissu cellulaire qui entoure les vaisseaux des os. Elles peuvent être enkystées ou diffuses comme les tumeurs myéloïdes. Mais bientôt les deux formes rentrent l'une dans l'autre et l'envahissement des tissus voisins se fait avec rapidité. Cette marche est d'autant plus rapide que son organisation est moindre.

Ces tumeurs sont constituées par du tissu embryonnaire pur ou contenant déjà des cellules fusiformes irrégulières avec prolongements multiples. On y trouve communément un mélange de tissus fibreux, osseux, et des éléments de la moelle. Parfois leur intérieur est creusé de cavités kystiques remplies de sang ou de sérosité. Elles contiennent de nombreux vaisseaux qui peuvent soulever la tumeur à chaque battement, et la faire confondre avec un anévrysme.

TUMEURS ÉPITHÉLIALES.

Les tumeurs épithéliales peuvent se développer aux dépens de la muqueuse qui recouvre le bord alvéolaire ou aux dépens du périoste alvéolo-dentaire. Enfin, elles peuvent se développer primitivement dans le tissu osseux, fait dont M. Reclus (1) a rapporté dernièrement deux exemples.

L'épithélioma du bord alvéolaire forme dès le début une tumeur située sur le bord libre de la gencive, tumeur assez limitée d'abord, mais qui s'étend progressivement et envahit les tissus voisins, d'abord le périoste, puis le tissu osseux.

Quand la lésion n'est pas trop avancée ou qu'on examine les points situés à la limite des parties saines et des parties malades, on découvre dans les aréoles du tissu spongieux, au milieu des lésions évidentes de l'ostéite, des masses grises ou jaunes constituées par des globes épidermiques. On devra se souvenir que l'épaisseur des parties molles étant très faible, la lésion se propagera rapidement aux os.

(1) Reclus. De l'épithélioma térébrant du maxillaire inférieur. Paris, 1876.

L'épithélioma qui occupe le bord alvéolaire n'est pas toujours primitif; souvent il est le résultat de la propagation d'un épithélioma développé sur les lèvres ou dans les sinus. Enfin, on l'observe plus fréquemment au maxillaire inférieur.

L'épithélioma du périoste dentaire doit avoir la même origine que celle qui a été signalée par M. Verneuil pour ceux qui se développent primitivement dans le corps de l'os. Dans les cas observés et publiés par Magitot, les tumeurs étaient très petites et très adhérentes aux dents qu'elles avaient presque luxées, leur développement s'était fait dans l'intervalle des racines. Elles se seraient probablement propagées au centre de l'os si l'avulsion de la tumeur avec la dent qui la supportait n'eût été faite rapidement.

Dans un cas, les éléments épithéliaux étaient groupés régulièrement autour d'un faisceau fibro-vasculaire et constituaient une véritable papille. Dans un autre cas, ils avaient subi la dégénérescence graisseuse et, entre ces granulations, il y avait d'autres granulations analogues très nombreuses de $0^{mm},001$ de diamètre environ, animées de mouvements browniens.

Enfin l'épithélioma peut débuter dans le corps même du tissu osseux de la gencive (épithélioma térébrant du maxillaire supérieur de M. Verneuil). Dans les deux cas de ce genre publiés par M. Reclus, la tumeur a dû débuter par la prolifération de globes épidermiques, vestiges de l'état embryonnaire et, de là, se propager rapidement dans le tissu osseux voisin. La portion osseuse qui entoure la racine des dents fut bientôt atteinte, les dents tombèrent et la masse morbide se fit rapidement jour au dehors par l'alvéole.

L'ulcération de la tumeur arrive rapidement ainsi que l'injection ganglionnaire. Dans ces deux cas, la marche de l'affection fut très rapide.

M. Magitot nous a fait voir une photographie représentant chez un Indien une tumeur épithéliale qui a envahi le maxillaire inférieur dans toute son étendue. Cette tumeur, qui est plus volumineuse que la tête d'un adulte, descend, la tête étant maintenue droite, jusqu'à la partie moyenne du sternum. Dans la plus grande largeur, située au niveau de la fourchette sternale, elle s'étend à peu près d'une apophyse coracoïde à l'autre. La lèvre supérieure n'est pas sensiblement déformée; la lèvre inférieure est très fortement distendue et attirée en bas; l'ouverture de la bouche, considérablement agrandie, laisse voir une surface ulcérée et tapissée de bourgeons fongueux. La peau qui recouvre les parties distendues par cette volumineuse tumeur n'est nulle part ulcérée.

M. Magitot, en recevant cette photographie faite à Bahia, n'a pu recueillir, au sujet du malade qui en fait l'objet, aucun détail, sauf qu'il est mort peu de temps après qu'on eut fait cette photographie et sans avoir subi d'opération.

TUMEURS A CYTOBLASTIONS.

Il ne nous reste plus à signaler qu'une seule sorte de tumeurs très rares, car nous n'en connaissons qu'un seul exemple, celui qui a été signalé par M. Magitot dans son mémoire sur les tumeurs du périoste alvéolo-dentaire; nous voulons parler des tumeurs à cystoblastions.

Cette tumeur, très petite, qui était développée aux dépens du périoste alvéolo-dentaire, était composée d'une trame fibreuse infiltrée d'éléments caractérisés par des noyaux libres sphériques de $0^{mm},004$ à $0^{mm},006$ de diamètre, à fines granulations, de teinte obscure à l'intérieur, mais sans nucléoles proprement dits. Elle fut enlevée avec la dent qui la portait. Cette variété est fort rare, et nous ne la mentionnerons que pour être complet.

Nous avons terminé l'étude anatomo-pathologique des tumeurs du bord alvéolaire; il nous reste maintenant à parler de leurs symptômes. Or, comme ces symptômes sont à peu près les mêmes pour chaque espèce, et qu'il est presque impossible d'établir d'une façon certaine leur diagnostic exact sans recourir à l'examen histologique, nous ne nous arrêterons pas à leur description. Ils ressortiront d'ailleurs suffisamment de l'exposé des observations suivantes.

Nous avons choisi, parmi les cas nombreux qui étaient à notre disposition, ceux qui nous ont paru rassembler les caractères les plus saillants de ces tumeurs.

Obs. I. — Fibromes multiples du bord alvéolaire inférieur guéris par l'excision suivie de cautérisations répétées avec l'acide chromique (1).

Mme B..., âgée de 46 ans, est encore menstruée régulièrement ; elle est d'une bonne santé habituelle. Elle ne souffre pas ordinairement des dents, bien qu'elle en ait perdu un certain nombre, mais à une époque déjà éloignée.

Il y a sept ou huit ans, Mme B... commença à remarquer qu'autour d'une grosse molaire inférieure gauche, d'ailleurs saine en apparence, il s'était produit une tuméfaction de la gencive, qui ne s'accompagna d'aucune sensation quelconque.

Environ une année après ce début, une masse analogue se produisit autour de la deuxième petite molaire du même côté. Cette petite molaire était séparée de la grosse molaire par un intervalle vide depuis longtemps, par suite d'extractions, et d'ailleurs dépourvue d'aucune altération.

Peu après, et environ dans l'espace d'une autre année, trois tuméfactions semblables se produisirent au côté droit de la même mâchoire, toujours avec la même indolence. Ces trois masses occupaient, l'une le pourtour d'une grosse molaire, l'autre le voisinage de la première petite molaire droite; la troisième siégeait auprès de débris de la première grosse molaire interposés aux deux masses précédentes.

Ces productions, d'abord stationnaires comme volume pendant trois ou quatre années, prirent depuis cette époque un développement assez considérable pour gêner les mouvements et les fonctions de la bouche et produire sous les joues des saillies visibles extérieurement.

Au mois de juillet 1868, Mme B... qui habite Montmorency, fut consulter M. le professeur Verneuil, qui nous adressa la malade.

Nous constatons l'état suivant.

Les deux masses de gauche ont le siège que nous avons indiqué ;

____

(1) De l'acide chromique et de son emploi thérapeutique dans quelques affections chirurgicales de la bouche, par le Dʳ Magitot. In Bulletin général de thérapeutique, 15 avril 1869.

leur volume est environ celui d'une grosse noix, elles sont dures, réni-
tentes, d'une coloration blanchâtre et recouvertes de la muqueuse lisse
et polie. La surface est mamelonnée. La masse, placée au fond de la
bouche, dépasse, par son développement en hauteur, le niveau de la couronne de la grosse molaire, qui semble enfoncée au centre de la tumeur. Cette dent est toutefois assez ébranlée.

La seconde masse de gauche est également mamelonnée et semble
avoir pris son développement au dehors ; elle se dirige vers la face interne de la joue.

Des trois tumeurs de droite celle du fond est la plus volumineuse ;
elle représente encore le volume d'une forte noix. Les deux autres sont
à peu près du volume d'une noisette. Nous constatons en outre la présence de deux autres petites tumeurs qui ont absolument les mêmes
apparences et qui siègent en avant des canines inférieures ; elles ont le
volume d'un pois.

A la mâchoire supérieure ; il n'y a aucune altération analogue.

Le siège particulier de ces productions au voisinage des dents nous
fait supposer que celles-ci ne sont point étrangères à la maladie ; nous
sommes même portés à croire que le périoste pourrait être le siège primitif du mal. On verra par les détails du traitement que les productions
devaient plutôt être attribuées au bord gingival lui-même.

Dans notre première hypothèse nous conseillons et pratiquons immédiatement l'extraction de la première grosse molaire gauche, centre
de la tumeur.

Cette opération entraîne au dehors de l'alvéole la dent sans difficulté.
Mais celle-ci reste adhérente à la masse de la tumeur qui se déchire et
dont un lambeau reste attaché à la racine. Nous achevons l'avulsion
en sectionnant les adhérences et en enlevant en même temps avec le
bistouri une portion assez étendue de la tumeur.

L'examen de la pièce nous montre en effet une adhérence intime des
tissus morbides à la membrane périostale de la racine. Quant à l'examen microscopique, il nous révèle la constitution particulière aux tumeurs fibreuses proprement dites : trame cellulaire serrée avec inter-
position de noyaux et corps fusiformes fibroplastiques. Le tissu est en
outre assez vasculaire, mais ne présente que de rares tubes ner-
veux.

Cinq jours après cette première avulsion, nous faisons dans la cavité qui occupe le centre de la masse restante une application d'acide chromique monohydraté. Huit jours après nous revoyons la malade qui nous apprend qu'elle n'a éprouvé de cette première application qu'une douleur faible, plutôt de la gêne et de l'embarras de la bouche à la suite de l'eschare. Nous renouvelons quatre fois encore la cautérisation en faisant les deux dernières avec l'acide chromique solide et, au bout d'un mois et demi, ce point est entièrement guéri.

La deuxième masse morbide de gauche, celle qui entoure la première molaire est traitée directement par l'acide chromique sans extraction de la dent. Les cautérisations sont faites au niveau du collet de celle-ci et de manière à pénétrer par la face profonde du bord gingival au centre de la tumeur. Au bout d'environ deux mois et concurremment avec le traitement des autres points de la bouche, la tumeur est complètement affaissée, la dent n'a rien perdu, ni de sa physionomie, ni de sa solidité.

Des trois tumeurs de droite, l'une, celle qui entourait des débris de racines, a été cautérisée par l'acide chromique après ablation de ces débris; la seconde, celle du fond de la bouche, la plus volumineuse, avait pour centre une dent déviée et ébranlée, qui ne pouvait non plus être conservée ; son extraction eut lieu.

La troisième masse fut traitée comme sa parallèle du côté opposé par l'emploi seul des cautérisations ; les deux petites masses avoisinant les canines furent excisées et leur pédicule cautérisé à plusieurs reprises.

Au bout de quatre mois environ de traitement par des applications d'acide chromique solide ou monohydraté, répétées tous les six ou huit jours, Mme B... était entièrement guérie sans que le traitement ait présenté aucune complication ni aucun accident.

Nous avons revu au mois de janvier dernier (1869) Mme B...; aucune trace de la maladie n'a reparu.

Obs. II. — Recueillie par M. le Dr Jeannel. — Fibrome mou du rebord
alvéolaire du maxillaire supérieur gauche ayant débuté dans l'alvéole
d'une dent canine arrachée, chez une nourrice ; ablation de la tumeur
et résection du bord alvéolaire au troisième mois de l'allaitement. —
Examen histologique de cette tumeur, par M. le Dr Nepveu, chef de
laboratoire à l'hôpital de la Pitié (inédite).

Clofullia (Marie), 27 ans, sans profession, entre à l'hôpital de la
Pitié le 27 janvier 1880, salle Saint-Augustin, lit n° 3, service de M. le
professeur Verneuil.

Cette femme, assez robuste, nourrit un enfant de 3 mois, vivace et de
bonne grosseur ; elle ne signale dans son enfance ni dans son adolescence aucune maladie digne d'être notée. Réglée sans accidents entre 12 et
13 ans, elle s'est mariée à 20 ans et a eu cinq enfants, tous bien por-
tants.

Elle est atteinte actuellement d'une tumeur du rebord alvéolaire du
maxillaire supérieur du côté gauche, implantée au niveau de la canine
qui a été arrachée.

Cette tumeur date de sept ans. Elle est survenue à l'époque de la
première grossesse, consécutivement à l'avulsion de la canine gauche
cariée et dont un morceau de racine serait, dit-elle, resté dans l'alvéole.
La gencive a alors gonflé de plus en plus à partir du jour de cette
avulsion, sans jamais causer de douleur vive, mais en déterminant
néanmoins une grande gêne dans la mastication.

La malade est alors entrée à l'hopital Saint-Louis, dans le service de
M. Cruveilhier, en mai 1874 ; il n'y avait à cette époque qu'un gros
bourgeon émergeant de l'alvéole qui, semble-t-il, aurait été détruit par
une cautérisation au fer rouge. La malade est sortie au bout de quinze
jours, se croyant guérie.

Cependant la tumeur n'a pas tardé à récidiver. Au bout d'un an elle
a repris du volume et a toujours été grossissant, mais aussi indolente.
La malade est alors entrée à l'hopital Necker dans le service de M. De-
sormeaux, qui a pratiqué l'extirpation en arrachant une dent voisine.
Elle est sortie guérie au bout de trois semaines, se croyant définitive-
ment débarrassée. Vain espoir ; une troisième fois la tumeur a récidivé
sur place en novembre 1878 et la gêne qu'elle cause actuellement oblige
la malade à réclamer de nouveau les secours de la chirurgie. On ne

peut trop dire d'ailleurs si les récidives ont une relation quelconque avec les grossesses ou l'allaitement, la malade ayant toujours été enceinte ou nourrice. Quoi qu'il en soit, la dernière récidive est survenue à l'époque du dernier accouchement.

On constate aujourd'hui 27 janvier une tumeur trilobée, implantée dans l'alvéole de la canine gauche; deux lobes font saillie : l'un, le plus petit, sous la lèvre inférieure; l'autre, le plus gros, sous la joue; la troisième remplit à peu près la moitié gauche de la voûte palatine tout en ayant le rebord alvéolaire comme point d'implantation. Cette tumeur est rouge lisse, mobile, indolore, rénitente, et présente de petites exulcérations superficielles. Elle grossit lentement et n'a pas provoqué d'adénopathie.

Tout le rebord alvéolaire du maxillaire supérieur gauche jusqu'à la dernière molaire est mobile et nécrosé.

Le volume de la tumeur et l'état des dents rendent la mastication et la parole fort difficiles.

Il y a donc indication formelle d'opérer ; mais, d'autre part, il y a nécessité d'éviter chez l'opérée, qui est nourrice, toute fièvre traumatique ou septique qui retentirait sur la lactation. Il faudra donc multiplier ici les précautions antiseptiques ordinaires.

L'opération est pratiquée le 6 février. M. Verneuil rugine d'abord la tumeur à ses implantations et résèque ensuite, à l'aide d'une pince coupante, toute la portion nécrosée du rebord alvéolaire jusqu'à la dernière molaire. Deux ou trois branches de la palatine donnent un peu de sang qui est arrêté à l'aide du thermo-cautère.

On ne peut naturellement placer aucun pansement sur la plaie cavitaire buccale qui résulte de l'opération. On pratiquera seulement toutes les deux heures dans la bouche des pulvérisations d'eau phéniquée au 1/000, et la malade aura soin de s'instiller elle-même dans la bouche de l'eau chloralée à chaque instant.

6 février. T. avant l'opération, 37,6. Soir, 39,2.

L'examen histologique de la tumeur fait par M. Nepveu démontre qu'elle est constituée par du tissu conjonctif très lâche, presque gélatineux.

L'opération pratiquée sur un foyer pathologique a eu son résultat ordinaire, c'est-à-dire une élévation brusque de la température.

Le 7. L'opérée est en bon état, elle ne souffre nullement, a un peu d'appétit, a une selle. La plaie a bon aspect. L'haleine n'a aucune odeur fétide. T. 37,8. Soir, 38.

Le 8. La plaie n'est pas détergée. Rien de nouveau. Fièvre cependant le soir, qui est expliquée par une longue visite du mari avec lequel l'opérée a beaucoup parlé, ce qui l'a fatiguée. Toujours aucune fétidité de l'haleine. T. 37,8. Soir, 39,2.

Le 9. La joue gauche est un peu enflée et un peu plus rouge que la droite. Même aspect de la plaie.

Le soir, névralgie frontale ; la malade y est sujette ; elle a transpiré, mais n'a pas eu de frissons. Les accès de fièvre du soir ne dépendent-ils pas de migraines réveillées par l'opération? T. 38,5. Soir, 39,5.

Le 10. Deux selles dans la journée. Insomnie grâce à l'enfant que l'on sèvrera de nuit dorénavant. T. 37,8. Soir, 38,8.

Le 11. Rien de nouveau. T. 37,8. Soir, 38.

Le 12. L'opérée salive beaucoup. La plaie n'est pas encore détergée ; elle est toujours couverte d'une fausse membrane grisâtre et assez douloureuse. Toujours pas de fétidité de l'haleine. T. 37,6. Soir, 38,2.

Le 13. L'opérée va bien ; la plaie se déterge. T. 37,4. Soir, 37,8.

Le 14. Tout va pour le mieux. T. 37,4.

Le 20. La malade demande à sortir et sort en effet. Il existe encore un point grisâtre au niveau de l'endroit touché au thermo-cautère où il y a sans doute un peu de nécrose du maxillaire.

Complément d'observation. — 11 mars. L'opérée revient voir M. Verneuil ; elle est méconnaissable, tant elle a repris de l'embonpoint. La figure est très régulière, elle parle seulement avec un peu de difficulté ; elle a toujours beaucoup de lait et son nourrisson va toujours à souhait. La cicatrisation est à peu près complète. Il subsiste cependant un point où se détache un petit séquestre ; c'est le point touché par le thermo-cautère pour arrêter la petite hémorrhagie qui a eu lieu pendant l'opération.

Obs. III. — Tumeur a myéloplaxes du bord alvéolaire inférieur prise d'abord pour une tumeur fibro-plastique. — Excision de la tumeur suivie de cautérisations à la pâte de Canquoin. — Récidive. — Ablation de la tumeur, suivie de rugination de l'os et de cautérisations à l'acide chromique. — Guérison maintenue depuis quatre ans. — Observation communiquée par M. le Dr Magitot (inédite).

Mademoiselle X..., âgée de 17 ans, a toujours joui d'une excellente santé. rien de particulier à noter ni dans ses antécédents, ni dans ceux de sa famille.

Au mois de juillet 1875 elle s'aperçut que derrière la canine inférieure droite il s'était produit une petite tumeur molle qui en peu de temps augmenta suffisamment de volume pour arriver à déplacer cette dent. Elle alla alors consulter à Marseille un médecin qui, en examinant cette région, s'aperçut qu'en outre de la tumeur, le rebord alvéolaire était encore le siège d'un gonflement notable et que la dent incisive avoisinant la canine était déviée comme cette dernière, mais à un moindre degré. Ou percevait un sentiment d'élasticité manifeste ; pas de crépitation parcheminée.

En présence de ces symptômes significatifs d'une production organisée dans le corps même de l'os, ce médecin il se fit assister par un de ses confrères qui, partageant son avis, voulut bien se charger de l'opération.

On commença d'abord par enlever la canine droite; puis l'alvéole fut explorée et trouvée saine. On procéda alors à l'ablation de la tumeur et avec une curette on enleva les prolongements qui paraissaient s'étendre dans la substance même de l'os.

La tumeur incisée, aucun liquide ne s'en écoula. Examinée au microscope, elle parut formée exclusivement de cellules embryo-plastiques.

Pansements journaliers, extraction de débris solides, cautérisations avec la pâte de Canquoin. La suppuration s'établit, la plaie se déterge et on laisse la cicatrisation se faire peu à peu.

Au mois de novembre suivant, au niveau de la deuxième incisive droite, l'arcade alvéolaire devient proéminente et le même médecin appelé, constate une tuméfaction du bord alvéolaire qui est élastique et dépressible; il perçoit pendant plusieurs jours la crépitation parcheminée à ce niveau, mais bientôt elle disparaît en même temps que la tumeur prend un volume plus considérable. Toutes les incisives présentent bientôt un peu de mobilité.

Tous ces accidents augmentent jusque dans le courant de février 1876, époque à laquelle la malade vient consulter M. Magitot.

État actuel. — Mademoiselle X... présente une déformation sensible de la lèvre inférieure qui est notablement soulevée. Le bord alvéolaire est le siège d'une tumeur qui s'étend de la place qu'occupait la canine droite qui a été arrachée jusqu'à la canine gauche. Cette tumeur s'élève en hauteur jusqu'au bord libre des dents sur lesquelles elle s'est moulée. Son volume est à peu près celui d'un œuf de pigeon.

La tumeur est dure, élastique et résistante. Sa coloration est lie de vin. Elle saigne facilement quand on la blesse. On ne perçoit pas à son niveau de crépitation osseuse.

En arrière, la gencive est gonflée, dure et élastique, mais il n'y a pas, à proprement parler, de tumeur. Les quatre dents incisives qui s'implantent dans le bord alvéolaire, à son niveau, sont ébranlées et mobiles. Nulle part on ne provoque de la douleur.

Diagnostic. — Tumeur à myéloplaxes ayant récidivé par suite d'une ablation incomplète.

Opération faite le 26 février 1876 : M. Magitot extrait avec un davier les quatre incisives qui s'implantent dans la tumeur, et avec un bistouri enlève tout ce qu'il peut des parties molles, puis il rugine la gouttière osseuse qui résulte de l'ablation des dents. L'opération se fait sans présenter rien de particulier, si ce n'est une hémorrhagie assez abondante, mais qui s'arrête rapidement.

2 mars. L'opérée va bien ; il n'y a eu aucune complication inflammatoire.

Au bout de quelques jours, on constate, au fond de la gouttière osseuse, des bourgeons de mauvaise nature constitués par la reproduction du tissu néoplasique. Application, sur ces points, de gâteaux de ouate, recouverts d'une couche légère d'acide chromique pur. Ces applications sont faites, suivant l'habitude de M. Magitot, au moyen d'une baguette de bois, taillée à plat, sur laquelle on enroule un peu de coton qu'on saupoudre de quelques petits cristaux d'acide chromique pur. Cette baguette est promenée sur toute l'étendue de la plaie, et les parties cautérisées ont recouvertes d'un tampon de ouate qu'on laisse en place dix minutes.

Les applications d'acide chromique ont été répétées une fois par semaine à peu près, jusqu'au milieu de juin.

A cette époque, la gouttière était très profonde et se trouvait recouverte de bourgeons charnus de bonne nature. On laisse les bourgeon charnus se reformer, pour combler la cavité énorme produite par les nombreuses cautérisations et dont le fond n'est pas loin de la crête du menton. La guérison est complète au mois de juillet.

Examen histologique fait par M. Robin, le 26 février 1876. — L'un des fragments de la tumeur conservé et durci par l'alcool a été placé pendant 24 heures dans l'eau acidulée au 10° par l'acide acétique. Il a été possible, alors, d'obtenir par dilacération des portions assez minces pour que la juxtaposition des éléments fût apercevable après addition d'acide acétique, puis de glycérine, pour leur donner plus de transparence. Des éléments à l'état d'isolement permettaient en outre de déterminer nettement les caractères de ces parties composantes.

Il a été possible, de la sorte, de constater nettement que la tumeur est une tumeur à myéloplaxes.

Ces éléments sont distribués par groupes ou amas dans une trame fibreuse. Beaucoup d'entre eux sont très grands, à contour pourvu ou non de saillies et contenant de nombreux noyaux nucléolés, les uns de volume ordinaire, les autres hypertrophiés. Il y a en outre un assez grand nombre de myéloplaxes sphéroïdales ou polyédriques à angles mousses, n'ayant qu'un ou deux noyaux plus gros que dans les éléments à noyaux multiples.

En résumé, la tumeur est une épulis à myéloplaxes, c'est-à-dire du groupe des épulis non récidivantes et non une tumeur épithéliale.

Complément d'observation. — Pendant les années qui suivirent, la jeune fille fut revue plusieurs fois. Elle a, de plus, donné de ses nouvelles il y a quelques mois seulement. Voilà donc quatre ans qu'elle a été opérée, et, depuis ce temps, la guérison ne s'est pas démentie.

Obs. IV. — Tumeur fibro-plastique développée sur les racines d'une première grosse molaire supérieure gauche (1).

Madame X..., âgée de 52 ans, d'une très bonne constitution, n'a perdu que trois dents, qui ont été détruites par la carie. Elle est

___

(1) Magitot. Mémoire sur les tumeurs du périoste dentaire, p. 32, coll. in-8, t. CCXLI.

d'une bonne santé habituelle, elle n'est plus réglée. Il y a six mois environ, elle commença à éprouver à Nice, qu'elle habitait à cette époque, une gêne dans la mastication du côté gauche de la mâchoire supérieure, qui devint quelque temps après le siège d'une légère douleur permanente localisée au niveau de la première grosse molaire. Cette sensation douloureuse, ordinairement faible, augmentait passagèrement de temps en temps, mais l'exaspération ne durait que quelques jours, et faisait place à l'état de gêne habituel dont le principal inconvénient était d'empêcher la mastication du côté correspondant. Cependant il y a trois mois, les accidents redoublèrent; la douleur locale augmenta et devint permanente, le moindre contact développait sur la dent affectée de vives souffrances; des douleurs névralgiques apparurent du côté correspondant de la face; la dent parut ébranlée et comme allongée hors de son alvéole ; la joue cependant ne présenta pas de tuméfaction et les symptômes, après une durée de cinq à six jours disparurent complètement. Après ce premier accès, Mme X... en eut un second semblable au premier et survenu il y a environ deux mois, un mois après le premier par conséquent; ce second accès se passa comme le précédent et la malade ne ressentait plus depuis cette époque aucun phénomène sérieux, lorsque, il y a dix jours, les accidents reparurent et s'accompagnèrent cette fois de la production d'un abcès à la face interne du bord alvéolaire supérieur au niveau de la dent malade. Cet abcès, qui prit en quelques jours le volume d'une petite noix, fut incisé par un dentiste de la province, qui ne crut pas cependant devoir extraire la dent et attribua à l'abcès l'apparition des accidents concomitants. Depuis ce moment les douleurs devinrent extrêmement vives, presque intolérables.

Etat actuel (30 juillet). — Mme X... a conservé toutes ses dents supérieures gauches. A l'inspection de la mâchoire, aucune de ces dents ne paraît cariée ; cependant la sonde, après une exploration attentive, rencontre à la face postérieure de la première grosse molaire une carie peu étendue et absolument insensible. Tout le bord gingival de ce côté, depuis la canine jusqu'au fond de la bouche, est rouge, livide, tuméfié; les parties de gencive intermédiaires aux dents sont allongées, fongueuses et flottantes; cet état est surtout prononcé au niveau de la première grosse molaire. Sur ce point, la gencive semble avoir abandonné complètement la dent; elle est déprimée beaucoup au-dessus du collet, auquel elle adhérait normalement. A la partie interne du bord alvéolaire, on rencontre l'ouverture de l'abcès, qui donne constamment, depuis cette époque, issue à du pus. La dent est fortement allongée hors de l'alvéole et son niveau dépasse de plusieurs millimètres celui des dents voisines ; elle est très ébranlée et le moindre attouchement est intolérable; tout son pourtour baigne dans un liquide purulent, la joue ne présente aucun gonflement. L'extraction est opérée et la malade, revue après une année, est restée guérie.

Anatomie pathologique. — La dent présente à sa face postérieure, au niveau du collet, une petite carie ne communiquant pas avec la cavité de la pulpe; la tumeur occupe une grande partie de l'étendue du périoste ; elle semble avoir pris naissance dans l'intervalle des racines qu'elle remplit entièrement. De ce point, elle se divise d'une part en avant, où elle fait saillie dans l'intervalle des racines, puis en dehors, où elle dépasse également le niveau de la dent; de là, elle se prolonge sur la face postérieure de l'organe, au-dessus de la carie; son volume total peut approcher de celui d'une petite amande ; sa couleur est blanc rosé, sa consistance assez ferme.

Examen microscopique (M. Ch. Robin, 30 juillet 1858).—Le tissu de la tumeur se compose d'une trame de fibres lamineuses accompagnées de vaisseaux capillaires assez nombreux. Ces fibres disposées en nappes plutôt qu'en faisceaux sont accompagnées d'une quantité considérable de matière amorphe finement granuleuse. Au sein de cette matière amorphe se rencontrent par places d'assez nombreuses gouttes d'huile variant de 0mm. 001 à 0mm. 015; on trouve aussi des noyaux embryoplastiques épais dans la matière amorphe ou dans l'intervalle des fibres amineuses.

Obs. V. — Epithéliome cavitaire du maxillaire supérieur. — Date incertaine du début. — Extraction de chicots anciens. — Ecoulement immédiat d'une grande quantité de sang et persistance d'une ouverture par où suinte le pus d'une manière incessante.—Existence d'une vaste cavitée tapissée de bourgeons épithéliaux. — Engorgement des ganglions carotidiens (1).

Chevillot, maréchal des logis en retraite, âgé de 69 ans, habite les

(1) P. Reclus. De l'épithelioma térébrant du maxilaire supérieur. Paris, 1876, p. 5.

Vosges qu'il a momentanément quittées, dans les premiers jours du mois de juin 1876, pour venir consulter un chirurgien de Paris. — Il s'adresse à M. Verneuil.

C'est un homme de vigoureuse apparence; une variole bénigne à 10 ans, de rares douleurs rhumatismales et une bronchite qui lui a laissé un léger degré d'emphysème constituent en entier le bilan de ses maladies antérieures. Sa mère est morte en couches à 42 ans; à 58, son père était emporté par une pustule maligne. Sa sœur vit encore; elle est maintenant âgée de 71 ans; elle fut atteinte, il y a neuf ans d'un cancroïde de la racine du nez dont elle a été opérée: il n'y a pas eu de récidive.

Le malade vient consulter M. Verneuil pour une ulcération du rebord alvéolaire gauche, au niveau des trois grosses molaires. Cette ulcération détermine une abondante suppuration; aussi l'expuition doit-elle être continue, ce qui trouble le sommeil et souvent le rend impossible. Vers l'âge de 14 ans, notre malade ressentit quelques accès de névralgie dentaire, qui depuis se sont reproduits souvent; les dents se sont cariées peu à peu; cependant celles du maxillaire inférieur sont encore fort belles. A la mâchoire supérieure, les altérations ont débuté il y a 10 ans par les petites molaires droites; puis les grosses molaires gauches, celles que l'ulcération remplace maintenant, se sont prises à leur tour; leur couronne a disparu morceau par morceau et sur le pourtour de leurs débris s'était formé un bourrelet fongueux d'où s'écoulait dans la succion, pendant les efforts de toux et la mastication, une certaine quantité de sang; d'ailleurs le malade souffrait fort peu; à peine éprouvait-il une sensation lente et sourde, mais pas d'élancements ou de vives irradiations; au demeurant, plutôt une gêne qu'une douleur aiguë.

C'est alors que vers la fin de mars 1876, et sur les conseils de son médecin, qui ne voyait pas guérir les fongosités gingivales, il se fit enlever les racines de trois grosses molaires perdues au milieu des bourgeons; l'extraction fut douloureuse et s'accompagna d'une véritable hémorrhagie, qui cessa bientôt, mais pour reparaître, et pendant plusieurs jours, l'écoulement fut presque continu. Peu à peu, il se modifia et devint franchement purulent. La bouche était le siège d'une saveur insuportable et l'haleine fétide au point de gêner le malade et ceux qui l'entouraient.

Lorsque, trois mois après, il se présente à notre observation, nous

Gœury.4

constatons que les lésions sont limitées au maxillaire supérieur ; encore cet os n'est-il pas envahi, du moins en apparence, que dans l'espace restreint qui sur le rebord de l'alvéole gauche s'étend en arrière de la deuxième petite molaire. Cette dernière est saine et nullement ébranlée. Quant aux grosses molaires, nous savons que c'est à la suite de l'extraction de leurs racines que sont survenues les hémorrhagies, l'écoulement purulent et l'ensemble des symptômes actuels. Le rebord de l'alvéole est détruit en ce point ; aussi l'ulcération fongueuse qu'il nous reste à décrire semble-t-elle sur le même plan que la voûte palatine. Cette ulcération occupe strictement la p`ace des trois grosses molaires gauches. Elle est allongée, suivant la direction de l'arcade dentaire, et son diamètre antéro-postérieur mesure 45 millimètres, tandis que le transversal n'en a que 10 à 12 environ.

Elle est excavée à son centre, mais, au premier abord, on n'y soupçonne pas d'orifice : pour trouver l'ouverture, il faut, avec un instrument mousse, écarter les deux lèvres de l'ulcération dont l'une, l'externe, est à peine saillante et ne forme qu'un mince bourrelet déchiqueté dans le sillon gengivo-labial, tandis que l'interne est plus épaisse, mamelonnée et recouverte de bourgeons irréguliers. On reconnaît par cette simple exploration que l'ulcération n'est en définitive que l'orifice fistuleux d'une cavité fort spacieuse et creusée dans l'épaisseur du maxillaire supérieur. Cette cavité s'étend plus profondément en arrière où la sonde s'enfonce à plus de 4 centimètres, tandis qu'en avant, elle n'atteint pas 3 centimètres et demi. La sonde joue plus facilement dans le sens antéro-posterieur que latéralement où le bec se butte contre les parois fort rapprochées l'une de l'autre ; du reste, dans ces diverses explorations, le stylet ne donne nulle part la sensation d'une surface osseuse dénudée, mais bien celle d'une membrane irrégulière, fongueuse et mamelonnée comme l'orifice alvéolaire.

Le maxillaire supérieur aux dépens duquel est creusée cette cavité ne nous semble pas déformé ; à l'extérieur, du moins, nous ne trouvons aucune saillie anormale ; à ce niveau la pression sur les téguments ne détermine pas de douleur et le malade n'accuse guère qu'un malaise assez intense, une souffrance sourde qui disparaît le matin, lorsque le pus accumulé pendant la nuit s'évacue par l'ouverture gingivale. Nous ne constatons rien de spécial du côté des fosses nasales ; les cornets ne paraissent pas déviés, et le malade nous affirme que jamais il n'a mouché de pus ou de sang : jamais les liquides de la cavité ne se sont fait jour au niveau des méats. En revanche, l'écoulement par la bouche est à peu près continu; tantôt le pus est franchement jaune, tantôt il est brunâtre et coloré par du sang altéré, le plus souvent, il est mélangé de liquide salivaire et chargé de débris fétides que M. le docteur Nepveu a examinés au microscope. M. Nepveu y a reconnu nettement la présence des globes épithéliaux caractéristiques.

M. Verneuil songeait à une opération radicale et, pour débarrasser le malade, il voulait proposer l'ablation du maxillaire supérieur, mais l'existence d'une masse ganglionnaire en avant des vaisseaux carotidiens lui a fait bien vite abandonner ce projet; un traitement purement palliatif a donc été prescrit et notre malheureux malade a regagné les Vosges, son pays.

CONCLUSIONS.

De l'ensemble des faits et considérations qui précèdent, il résulte que :

1° Les tumeurs solides du bord alvéolaire se développent souvent à la suite d'une irritation prolongée ayant pour cause une altération directe du système dentaire ou à la suite d'un traumatisme.

2° Elles sont toujours constituées au point de vue anatomique par une hypergenèse avec ou sans hypertrophie ou altération de forme des éléments qui constituent normalement la région alvéolaire.

3° Quant aux autres caractères qu'elles peuvent présenter, ils ne diffèrent pas de ceux qu'elles présentent dans les autres régions.

Paris. — A. PARENT, imp. de la Faculté de Médecine, r. M.-le-Prince, 29-31.

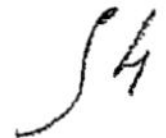

9 782019 264017